COMMENT ON SE DÉFEND CONTRE LES VARICES

COMMENT ON SE DÉFEND

CONTRE LES

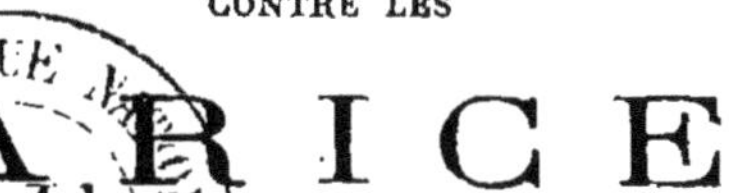

VARICES

LA LUTTE

Contre l'Hérédité veineuse et les Phlébites

COMMENT ON SE DÉFEND
CONTRE LES
VARICES

LA LUTTE
CONTRE L'HÉRÉDITÉ VEINEUSE ET LES PHLÉBITES

PAR
Le Dr LÉNARD ANDRÉ
Ancien Interne des Hôpitaux
Officier de l'Instruction publique

« *A côté de l'hérédité cardiaque et de*
« *l'hérédité artérielle, je place l'héré-*
« *dité veineuse.* »
Dr Henry LABONNE.

Prix : 1 franc

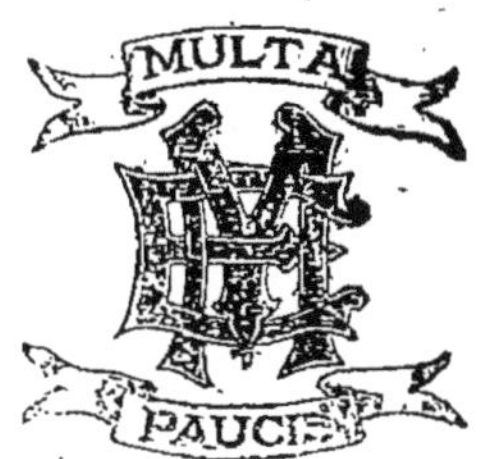

PARIS
L'ÉDITION MÉDICALE
29, RUE DE SEINE, 29

COMMENT ON SE DÉFEND

CONTRE LES

VARICES

LA LUTTE

Contre l'Hérédité veineuse et les Phlébites

CHAPITRE PREMIER

Importance du sujet. Définition.

Comme le massage, une gymnastique méthodique, la balnéothérapie peuvent guérir non seulement les malades atteints de varices mais encore profiter indirectement à leur descendance, comme les désordres veineux naissent et s'accentuent plus facilement par une mauvaise hygiène, j'ai cru fort utile d'ajouter à la collection si intéressante des *Comment on défend*, un volume sur les Varices.

Et d'abord qu'est-ce qu'une varice vraie?

C'est la dilatation définitive et pathologique des veines. Il y en a donc de fausses, oui. Supposons par exemple une dame qui serre trop ses jarretières ; les veines situées au dessous du point comprimé se dilateront et cette dilatation pourra devenir maladie réelle.

Mais comme nous écrivons surtout pour les gens du monde il est nécessaire, indispensable même, de rappeler brièvement la structure anatomique des veines pour bien comprendre l'infirmité qui fait le sujet de notre monographie.

Les veines, on le sait, ramènent le sang des organes vers le cœur ; les principales aboutissent aux deux oreillettes au contraire des grosses artères qui se détachent des ventricules.

Structure des veines. — Valvules. Ce qui domine dans la structure des artères c'est l'élément *élastique*, il le fallait bien pour permettre au sang ses variations de pression, dans les veines au contraire l'élasticité est très faible et le tissu musculaire fort irrégulièrement réparti ; très épais en effet dans les veines principales comme les *grandes saphènes*, il est faible dans les autres. Le tissu musculaire forme dans l'intérieur des veines des replis nommés *valvules* à concavité tournée du côté du cœur. Ces valvules jouent dans la formation des varices un rôle des plus importants.

Retenons aussi que le réseau veineux du corps humain est double en réalité ; car il se compose d'un réseau profond (d'où varices profondes) et d'un réseau superficiel (d'où varices superficielles).

Siège des varices. — Sur toutes les veines, mais principalement sur les membres inférieurs : jambe et cuisse. Chez les chanteuses vous verrez souvent les jugulaires du cou fort distendues se dessiner sur la peau et simuler des varices. Mais d'une manière générale on peut dire que les varices du membre supérieur ou de celles des autres veines du corps humain sont assez rares.

CHAPITRE II

Étiologie et causes prédisposantes des Varices.

Il me suffira de citer les explications d'Ambroise Paré pour donner au lecteur une idée de la bizarrerie des anciens traités de médecine ou de chirurgie, car jusqu'à l'aube du dernier siècle, les livres se répétaient tous : « Varice, écrit-il, est une dilatation des veines... La matière est un sang mélancholique : les varices s'engendrent aux personnes qui sont mélancholiques et qui se nourrissent de viandes qui sont mélancholiques. Les femmes grosses en sont communément prises à cause du sang (toujours mélancholique) qui, retenu pendant leur grossesse fait que les veines se dilatent et deviennent variqueuses », et voilà pourquoi votre fille est muette comme disait Molière.

Aujourd'hui pour ce qui est de l'influence des *constitutions*, influence qui préoccupait surtout A. Paré, un seul fait est bien démontré c'est ce que je n'hésite pas à nommer une vraie diathèse veineuse, une véritable hérédité caractérisée chez certains *arthritiques* par un manque de résistance des parois des veines qui les prédispose aux varices et aux phlébites. Chez ces personnes (arthritiques ou herpétiques) il existe une atonie constante du système veineux.

L'action de la pesanteur est également indéniable ainsi que le démontrera bientôt l'effet de cette loi bienfaisante qui oblige les directeurs de magasins de commerce à mettre des sièges à la disposition de leurs employés.

Quel est le médecin militaire (nous-même pendant les manœuvres) qui n'a constaté la naissance de varices chez les soldats après de longues marches ou des exercices fatigants dans la station debout ? Le ceinturon qui comprime le ventre, les courroies du sac qui étreignent les épaules en gênant la circulation, le poids à soutenir, déterminent une stase du sang veineux dans les veines des membres inférieurs.

Chez la femme, je l'ai dit plus haut, surtout chez celle qui est grasse ou déjà d'un certain âge, il faut incriminer les jarretières trop serrées. Aussi conseillerons-nous au beau sexe, pour se défendre des varices, de ne jamais laisser la constriction produire sur leur jambe ce vilain sillon que le repos de la nuit n'efface même pas et sous lequel apparaissent bien vite des cordons violacés dus à la dilatation des veines.

La grossesse, soit qu'elle agisse par le développement considérable de l'utérus, soit qu'elle suractive la circulation et la tension vasculaire, est également une des causes prédisposantes les plus fréquentes des varices chez la femme. Par suite d'un mécanisme semblable la constipation habituelle produit ces varices que l'on nomme hémorroïdes (1).

Age. — Les varices sont très rares chez l'enfant et si vous observez une dilatation des veines avant dix ans, tirez-en la conclusion que vous vous trouvez en présence d'un prédestiné, voulez-vous du reste vous en assurer, interrogez le père, il vous répondra qu'il est hémorroïdaire, qu'il a un varicocèle ; ou bien la mère? alors elle expliquera qu'elle est variqueuse qu'elle a eu des poussées de phlébites, une *phlegmatia alba dolens*, etc.

Sexe. — Briquet dit que chez l'homme la proportion des varices est le triple de ce qu'elle est chez la femme, et cette constatation s'explique par ce fait que du côté de la barbe est non seulement la toute-puissance mais aussi la plus grande fatigue.

(1) Lire Cabanès : *Comment on se défend des hémorroïdes.*

Profession. — Les débardeurs, les laquais (Avicenne parle des varices des serviteurs de rois), les typographes, les portefaix, les marchands ambulants, les garçons de salle ou de café, les repasseuses, les briquetiers, les mineurs, les cultivateurs, les bouchers, les cuisiniers, les ouvriers des ports, les verriers, bref les personnes qui se tiennent constamment debout sont plus sujettes que les autres à l'affection qui nous occupe.

Verneuil incrimine aussi la goutte.

CHAPITRE III

Symptômes.

Les varices sont-elles *profondes ?* Alors les troubles qu'elles déterminent au début sont rarement assez prononcés pour attirer l'attention du malade et pour l'inciter à aller demander les conseils du médecin ; mais cette variété de varice est presque toujours associée aux varices superficielles. Quoi qu'il en soit, voici la description qu'en donnait notre maître Verneuil, alors que nous suivions ses leçons à l'hôpital de la Pitié : « Le membre atteint semble au malade extrêmement lourd, après une course jadis aisément faite ; à ce sentiment de pesanteur se joint un engourdissement notable, puis le mollet devient le siège de douleurs analogues à des crampes, accompagnées de picotements. Lorsque l'engourdissement et la douleur acquièrent une certaine intensité, le malade devient débile, vacillant et peut à peine supporter le poids du corps. Le caractère de ces souffrances est important à préciser ; elles ne sont point lancinantes, rapides et subites comme dans les névralgies, ni brûlantes et pulsatives comme dans le phlegmon et la phlébite, elles sont tensives, continues, gravatives et font naître cette angoisse particulière qui accompagne la distension forcée des canaux muqueux ou la plénitude du système vasculaire. Un de mes malades comparait la sensation qu'il ressentait dans le mollet à celle qu'on éprouve lorsque le doigt est serr à sa racine par un lien circulaire qui occasionne la stase sanguine dans cet appendice. »

Maxima au niveau des mollets, la douleur s'irradie en arrière de la jambe, du jarret aux talons ; il n'est pas rare non plus que certaines douleurs accusées par le malade dans la plante du pied proviennent de varices plantaires profondes.

En été ces souffrances sont plus accusées qu'en hiver, elles se calment au lit, sinon de suite, du moins après quelques heures de coucher, l'action de placer la jambe dans la position horizontale produit le même résultat; à noter encore que la douleur s'avive plus par une station debout prolongée dans l'immobilité que par la marche; que loin de se limiter au pied, elle a gagné assez souvent la cuisse et la fesse, se localisant même au trajet du nerf sciatique, de manière à donner le change pour une *sciatique* véritable. A ce symptôme souffrance s'adjoignent d'autres signes :

induration, gonflement, œdème, taches multicolores de l'épiderme, eczéma (1), ecthyma, démangeaisons extraordinaires et incessantes à la jambe surtout si le porteur de varices profondes n'est pas sobre. Verneuil a signalé encore des sueurs particulières.

On pourrait confondre les varices profondes avec d'autres maladies ; les douleurs ostéocopes dues à la syphilis, une sciatique, une névralgie, un rhumatisme musculaire....

Toutefois les douleurs ostéocopes s'augmentent pendant la nuit au lieu de diminuer ; de même tous les phénomènes douloureux dus aux varices profondes s'amendent par le séjour au lit ou par le décubitus dorsal. Le massage accompagné de douces pressions exécutées de bas en haut ou encore un bas électrique bien fait soulagent immédiatement.

Bref l'on peut ainsi résumer, esquisser en grandes lignes le diagnostic des varices profondes: troubles de nutrition, taches pigmentaires de la peau, nodosités profondes ; augmentation de volume, empâtement du membre, œdème des chevilles (en dehors d'une maladie de cœur), le soir : démangeaisons, sueurs, crampes.

(1) Lire Monin : *Comment on se défend de l'Eczéma.*

Les varices sont-elles superficielles ? Oh, alors, elles crèvent pour ainsi dire les yeux et le patient lui-même dit : j'ai des varices, en vous montrant ses cordons noueux, bleuâtres, mollasses, tantôt droits, tantôt flexueux, se mouvant sous la peau d'où l'étymologie de varices (*varix* variant, changeant de place) et donnant au toucher, dit Rochard, la sensation de vers en mouvement.

A leur premier état, elles s'annoncent presque toujours par une dilatation des veines superficielles, mais il ne faut pas confondre ; car cette simple dilatation rétrocède une fois l'obstacle à la circulation enlevé, tandis que les varices vont toujours croissant, se dessinant sous la peau et formant ces paquets volumineux qui semblent effrayants. Il me souvient que dans ma prime jeunesse j'allais pêcher avec un de mes parents que j'aimais beaucoup et qui portait ainsi au mollet droit de véritables serpents enroulés. Or, quelle ne fut pas mon angoisse quand, après m'avoir expliqué que c'était cela des varices, il ajouta qu'il mourrait vite en perdant tout son sang si une de ces grosses veines venait à se rompre ou à être piquée par un corps étranger ; l'idée de ce traumatisme possible me donnait le frisson, j'ajoute bien vite que cet être cher a maintenant 78 ans sonnés et qu'il se plaît encore à marcher beaucoup. Cette anecdote m'amène tout naturellement à expliquer que fort heureusement, grâce à la diminution du *tissu élastique* dans les veines, les blessures faites aux varices, tout au moins à celles qui sont superficielles ou qui débutent, ne sont pas dangereuses. Les deux lèvres de la coupure (ou le pourtour de la piqûre) au lieu de s'écarter, de s'ouvrir, se rabattent l'une contre l'autre; le *sang gicle en nappe, mais pas en jet*, d'où formation rapide d'un caillot noir agglutiné sur la blessure favorisant à la fois et l'obturation et la cicatrisation. Ce qui est étonnant, c'est de voir combien peu ces paquets de varice gênent le porteur.

Verneuil, que j'aime à citer, puisque, je le répète, ce fut mon maître, a formulé les trois propositions suivantes par lesquelles je terminerai ce chapitre des symptômes : « Chaque fois que des varices superficielles spontanées existent sur la jambe ou la cuisse, on observe en même temps des varices profondes dans la région correspondante de ce membre. »

La réciproque n'est point vraie, car on peut trouver la dilatation des veines inter et intra-musculaires sans que les vaisseaux superficiels soient atteints; mais lorsque les premières sont encore seules dilatées, il est presque certain que, dans un délai plus ou moins long, les dernières à leur tour s'amplifieront deviendront serpentines et paraîtront sous la peau.

La *phlébectasie* (de φλεψ, veine, et ἔκτασις, dilatation) (par ce mot Verneuil entend la dilatation d'une veine ou d'une portion d'une veine) ne porte pas d'emblée sur les vaisseaux sous-cutanés, pas plus que sur la saphène interne que toute autre; elle prend, au contraire, son origine dans les veines profondes en général et dans les veines musculaires du mollet le plus souvent. Ces vaisseaux sont d'abord atteints de dilatation et d'insuffisance valvulaire, et de là ces lésions se propagent aux branches sus-aponévrotiques de deuxième et troisième ordre ordinairement.

CHAPITRE IV

Marche. Pronostic.

Comme pour beaucoup de maladies et jusqu'au jour où régnera vraiment la justice sociale, jusqu'au jour où l'on ne verra plus un jeune crevé lancer, en fumée, des Havanes coûtant le prix d'une semaine de pain pour toute une famille, il faut distinguer deux cas dans la marche des varices. A-t-on affaire aux heureux de ce jour, à des gens qui ont le temps de prendre soin de leur santé, qui peuvent de suite soit se reposer soit se commander un bas, alors la maladie s'arrête au premier degré et reste comme l'écrit Malgaigne à l'état varicoïde; mais si au contraire les patients atteints de cette infirmité n'ont ni le pouvoir ni l'argent pour suspendre leur pénible métier et pour s'offrir le luxe des soins voulus, rapidement viendra avec ses conséquences l'altération des tuniques veineuses.

Les varices non contenues augmentent rapidement; aussi de cet axiome découle-t-il naturellement la première méthode de traitement qui est de les maintenir.

Au second degré on peut observer facilement des renflements partiels, sorte de grains de chapelet dus à une différence d'épaisseur de la tunique veineuse. Le calibre, la lumière de la veine sont augmentés et il y a allongement, d'où la forme tortueuse et serpentine des varices parce que le vaisseau maintenu dans sa région anatomique par ses attaches fibreuses ou autres est bien obligé de se replier sur lui-même. Les renflements partiels, d'après Schwartz, offrent en quelque sorte l'aspect d'anévrismes veineux. Puis les valvules elles-mêmes subissent de remarquables altérations; elles sont déformées ou en partie détruites et il en résulte l'*insuffisance*, c'est-à dire qu'elles ne peuvent plus empêcher le sang d'obéir aux lois de la pesanteur, impuissantes qu'elles sont à le faire progresser vers le cœur. Le liquide sanguin est modifié lui aussi parce que, ralenti dans sa circulation il se coagule au niveau des coudes et des parois altérées formant des caillots tantôt centraux, tantôt pariétaux.

Ces *coagula* peuvent se dessécher, se durcir et fermer le canal central. Une fermeture complète peut même conduire à la guérison spontanée par le mécanisme suivant : les parois reviennent sur elles-mêmes et le coagulum se résorbant, elles finissent par adhérer.

Mais revenons à la marche de la maladie mal soignée.

La peau de la région atteinte, surtout au dessus des chevilles, ne tarde guère à s'épaissir et à devenir adhérente; elle se fonce, prend une teinte lie de vin, violet foncé, et le bas de la jambe paraît le siège d'une tumeur, l'œdème devient persistant et c'est alors que les moindres traumatismes, les plus petites plaies s'éternisent et il en résulte une incapacité presque absolue de travail. Jamais ces lésions cependant ne dépassent le genou et c'est surtout à l'endroit où la chaussure cesse d'exercer sa pression que le gonflement, plus particulièrement le soir, est remarquable. Sous l'influence d'une légère irritatation, il n'est pas rare de voir apparaître de l'érythème; et sur la peau luisante ou tendue, eczéma, ulcères se greffent facilement. L'inflammation des tumeurs variqueuses est en effet chose commune; il se forme alors du pus et si on n'ouvre point l'abcès, la poche se rompt d'elle-même en donnant issue à un liquide sanieux, rougeâtre, infecté de microbes et charriant des débris de caillots altérés.

Les varices sans accident préalable peuvent même s'ouvrir, et, si elles sont profondes, elles donnent lieu à certaines formes de *coup de fouet* que je peux d'autant mieux décrire que personnellement j'en ai déjà eu deux!

Un jour que, presque sans effort, je courrais dans le bois de Boulogne je fus subitement mis dans l'impossibilité de faire un seul pas de plus tant une douleur atroce, accompagnée d'engourdissement absolu, m'empêchait de remuer la jambe droite. Ramené en voiture je ne pouvais encore fléchir l'articulation du genou le lendemain et bientôt survint une large tache ecchymotique du mollet : tache livide d'abord puis noirâtre et après jaunâtre. Si le *coup de fouet* avait été causé par la rupture d'un tendon (celui du Soléaire, dit-on) ou la déchirure d'une aponévrose ou encore de fibres musculaires, j'aurais eu conscience d'un violent effort; mais tel n'était pas le cas; donc j'incriminai avec raison la fragilité des veines variqueuses ayant cédé à un faible tiraillement. Le sang extravasé dans le tissu lamineux gagna bientôt la région sous-cutanée. L'épanchement sanguin peut engendrer d'autres phénomènes d'inflammation tels que phlébite ou embolie, complications assez graves. On s'en défendra en gardant longtemps la position horizontale et en combattant rapidement par des antiseptiques les signes de l'infection purulente.

CHAPITRE V

Accidents et complications des varices.

L'accident le moins rare est celui d'une rupture subite sans aucun phénomène inflammatoire préalable.

Tout d'un coup le malade sent un liquide tiède qui lui coule le long de la jambe, le sang part soit en bavant soit en petit jet, mais toujours avec une abondance hors de proportion avec l'ouverture extérieure; que cette abondance ne terrorise pas, gardez votre sang-froid et comprimez vite, tout s'arrêtera. Quand notre opuscule ne vous apprendrait que ce seul moyen de défense, vous n'aurez pas à en regretter la lecture, car il est arrivé que dans des milieux ignorants on a laissé saigner jusqu'à la syncope, jusqu'à l'anémie profonde, jusqu'à la mort.

Comprimez directement en attendant la formation du caillot, mais ne serrez pas au dessus de la plaie. Polaillon a cité le cas d'une femme enceinte morte d'hémorragie à la suite d'une rupture d'une veine de la cheville; le sang ne s'était pas arrêté parce que la malade portait des jarretières très serrées et personne dans l'entourage n'avait pensé à les lui retirer.

Il peut arriver que le derme résiste, cas du coup de fouet, alors sous forme de thrombose le sang s'épanche dans le tissu cellulaire.

Phlébite variqueuse. — Nous sortirions de notre cadre si nous citions des complications rares, mais les phlébites traumatiques sont plutôt communes surtout chez les malades qui se sont livrés à une marche forcée, ont souffert d'une contusion, se sont appliqués de charlatanesques topiques irritants, ou n'ont pas suffisamment combattu la malpropreté.

Le premier résultat de toute phlébite, c'est la coagulation du sang avec adhérence aux parois de la veine; de là, arrêt du cours de ce liquide, stagnation des parties solides et extravasation de la sérosité dans les régions du voisinage; si alors les veines dites collatérales ne viennent pas suppléer celles qui se sont ainsi fermées, il survient un empâtement, un œdème très douloureux, *phlegmatia alba dolens*. S'il y a une plaie, elle devient violette, douloureuse, sèche. Les bourgeons charnus s'affaissent, les rebords se renversent en dehors. Ensuite un cordon rosé, sombre, dur, douloureux, noueux et rouge à la fin, apparaît sur le trajet de la veine.

La phlébite des veines est donc une affection sérieuse qui peut conduire à la thrombose.

Thrombose. — De θρόμβος, grumeau, conversion en grumeaux. Voici ce que dit Schwartz de cette affection : « La thrombose totale des veines variqueuses est rare lorsqu'elle n'est pas accompagnée d'une phlébite qui en est presque inévitablement la conséquence. Dans ce cas, on sent par le palper des cordons durs, noueux, sur une étendue plus ou moins grande, sans inflammation périphérique, indolente, caractères qui distinguent la thrombose simple de la phlébite. La thrombose des veines profondes est très difficile à reconnaître. S'il est rare de trouver une thrombose totale sans phlébite, il l'est bien moins de découvrir dans les veines variqueuses des caillots allongés, formés pendant la vie, impossibles à reconnaître cliniquement pour qu'ils n'obturent pas complètement la lumière du vaisseau dans lequel ils sont contenus et n'apportent pas, par conséquent, un obstacle très sérieux au cours du sang qui les traverse. »

Il peut arriver aussi qu'un caillot se détache, parcourre les voies de la circulation veineuse et entraîne la mort en allant se loger dans le cœur droit ou dans l'artère pulmonaire. Dans sa thèse, le docteur Chabenat relate cinq cas de mort par des embolies lancées de varices enflammées.

Ulcères variqueux. — Spontanés ou dus à une cause légère : grattage, excoriation, furoncle, petite plaie, pustule perforée, etc., les ulcères variqueux se produisent assez souvent avant la dilatation des veines superficielles.

On les observe surtout aux jambes en bas et à la face interne. Ils sont plus fréquents chez les hommes que chez les femmes, moins adonnées aux durs labeurs et ils semblent préférer aux petits hommes, ceux de haute stature ; sans doute, parce que chez ces derniers la circulation veineuse et lymphatique ayant plus de chemin à faire, est ralentie et moins propice aux échanges.

Une fois formé, l'ulcère a les signes suivants : lèvres boursouflées, déjetées en dehors, taillées à pic, fond d'ordinaire grisâtre, anfractueux, terne, pâle, tapissé de bourgeons charnus qui peuvent affecter des formes ou un développement très divers. Saillies rouges, dépressions remplies d'une matière pultacée. Ils sont tantôt grêles, tantôt de grande dimension, de consistance molle ou résistante. L'ulcère est sec ou baigné d'un ichor d'une sanie nauséabonde. Par le repos ou un traitement approprié, les surfaces se détergent ordinairement après un laps de temps très variable et les fongosités se détruisent pour laisser se former au-dessous une membrane lisse parsemée de légères papilles.

Mon ami, le docteur Louis Beurnier, écrit encore que « sous l'influence d'un simple embarras gastrique, on voit souvent le fond tomenteux devenir plus sec et plus livide, de même que la marche ou même simplement la station debout déterminent des hémorragies qui permettent au simple examen du pansement d'affirmer que le malade s'est levé. » L'influence de l'embarras gastrique est en effet considérable et l'on peut se baser sur ce fait pour aider le traitement extérieur par un régime stomacal approprié.

On observe souvent des troubles de nutrition dans le voisinage des ulcères variqueux et leur persistance est presque indéfinie avec des alternatives de mieux et de récidives à la moindre cause.

Eczéma variqueux. — Broca en donne une description clinique détaillée, l'*ecthyma*, ἐκθύειν, faire éruption, y est souvent associé avec ses pustules larges, arrondies auxquelles succède une croûte ; il est commun chez les boulangers, les repasseuses, les égoutiers, etc., et survient toujours sur un membre dont la peau est le siège de troubles de nutrition. Souvent du reste se rencontre sur le même membre coexistence d'ulcère et d'eczéma ; une jambe variqueuse ulcérée, cela se comprend facilement, a une grande réceptivité morbide surtout pour l'eczéma ; aussi faut-il bien se garder de panser les ulcères purement variqueux, atoniques généralement, avec des pommades ou des topiques irritants, remèdes de bonne femme ou de rebouteurs qui occasionnent la poussée d'éruption.

L'eczéma variqueux est également caractérisé par cette particularité assez grave de creuser de profondes et vilaines cicatrices, tandis que l'eczéma ordinaire, lorsqu'il guérit, ne laisse aucune trace de ses squames tombées.

Tous ces accidents ou complications des varices sont plus à redouter dans les familles arthritiques que dans les autres, parce que chez elles il y a une constitution morbide transmise, une faiblesse particulière des parois veineuses qui les prédispose à la fois aux ruptures, dilatations ou inflammations.

Voici du reste une observation bien typique du docteur Vermeil reproduite par un bon journal d'études cliniques et thérapeutiques, *La Médication martiale d'août 1901* :

Observation communiquée
au docteur Hannequin par le docteur Vermeil.

Le père : père arthritique, n'a jamais eu de rhumatisme articulaire aigu, mais fréquemment du rhumatisme vague articulaire et musculaire (lumbago, rhumatisme deltoïdien ; plus tard, arthrites sèches des deux genoux avec craquements prononcés).

Varices très apparentes aux deux jambes, aux cuisses, à l'abdomen : sinuosités très saillantes aux mollets, à la face interne des cuisses. Varicocèle double. Hydrocèle double survenue à la suite du varicocèle ; à deux reprises, ponction suivie d'injection iodée. A eu cinq ou six poussées de phlébite dans ses veines variqueuses ; les trois dernières, de 1880 à 1898, n'ont pas été assez aiguës pour l'empêcher d'aller en voiture et faire son travail de bureau chaque jour. Une dernière poussée a été très aiguë, a nécessité une immobilisation complète ; le malade a présenté à ce moment les signes de l'artériosclérose à forme cardiaque : arythmies, intermittences, accès d'oppression, œdème très prononcé des membres inférieurs ; affaiblissement considérable, mort à quatre-ving-cinq ans.

Premier fils aîné, quarante-neuf ans, n'a présenté jusqu'alors aucune manifestation morbide, pas de douleurs rhumatismales, pas de varices, pas même de saillie des veines des membres inférieurs.

Deuxième fils, quarante-sept ans, capitaine d'artillerie, neurasthénique à un haut degré, n'a jamais eu de douleurs musculaires, mais des laryngites granuleuses fréquentes qui l'ont forcé à renoncer à l'usage du tabac; varices très prononcées et douloureuses qui l'ont forcé à abandonner sa carrière (instructeur d'équitation à Saumur, il était forcé de faire manœuvrer à cheval, sur place, des heures entières). Varicocèle double. Actuellement directeur d'usine. Il y a trois ans, à la suite de fatigues occasionnées par l'installation de son usine, phlébite de la saphène droite. Il y a deux ans, hydrocèle droite. Guérison après ponction suivie d'injection iodée.

Troisième fils, quarante-cinq ans, très neurasthénique, a épousé une femme très neurasthénique elle-même et dont toute la famille est nerveuse. Est allé au Tonkin avec Paul Bert, est revenu à Paris, très anémié, il y a une dizaine d'années. A son retour ses veines étaient très apparentes. A eu, depuis lors, trois poussées de phlébite subaiguë qui le faisaient marcher difficilement, mais ne le forçait pas de garder le lit.

Quatrième fils, quarante ans, officier de cavalerie, capitaine en garnison à Dinan; a séjourné plusieurs années en Tunisie; a eu fièvres intermittentes, congestion hépatique, ictère; envoyé à Vichy par ordre d'autorités militaires. Les veines sont extrêmement saillantes, mais ni sinueuses ni douloureuses; varicocèle droit. Il y a deux ans, hydrocèle droite ; ponction suivie d'injection iodée. Huit jours après l'opération survenait une phlébite grave qui a nécessité un repos absolu au lit de quatre mois. Revu cet été à Paris. Varicocèle toujours douloureux ; testicule droit atrophié. Commence à devenir neurasthénique, bien qu'ayant une femme très calme.

Cinquième enfant, une fille, trente-sept ans ; a eu pharyngites, laryngites granuleuses fréquentes, qui l'ont forcée de renoncer au chant. Rachitisme dans l'enfance ; il lui reste une scoliose légère. Un premier enfant sans accident. Huit jours après son deuxième accouchement, gros accès de fièvre, point de côté, frottements pleuraux et signes d'épanchement à la base du poumon droit. Quarante-huit heures après, phlébite de la saphène gauche, phlébite modérée, mais nécessitant une immobilisation d'un à deux mois dans une gouttière ; depuis, varices très apparentes. Troisième accouchement normal, sans accident, sans phlébite, soins minutieux pour prévenir toute complication.

Varices des femmes enceintes. — Chez les multipares, au début même de la conception, on voit souvent les varices devenir volumineuses, elles augmentent progressivement et acquièrent parfois à la fin d'énormes proportions. L'utérus en grossissant vient gêner la circulation en retour des veines iliaques : les varices se forment et siégeant de préférence au niveau de la partie interne du genoux, elles entravent la marche de la future mère en empêchant le rapprochement des cuisses. L'accouchement ne fait disparaître ni les hémorroïdes, ni les varices qui restent permanentes, mais toutefois beaucoup moins gênantes ; elles ne sont du reste, dans la majorité des cas, qu'une complication bénigne de la grossesse; le plus grand danger qu'elles fassent courir est celui de la rupture au moment de la sortie de l'enfant, quand la femme s'abandonne à de violents efforts d'expulsion. Le sang s'écoule alors non plus en bavant, mais en jets violents, par suite de l'augmentation de pression dans la circulation vulvo-périnéale.

CHAPITRE VI

Hygiène et Traitement.

Ce chapitre sera le plus étendu, car notre but à nous, auteurs de la collection des « *comment on défend* », est bien plus de prévenir ou de guérir que de nous étendre sur l'étiologie et la pathogénie. Le traitement des varices peut se diviser en deux méthodes bien tranchées, il est ou palliatif ou curatif. Le premier employé, à temps, suivi avec patience suffit souvent. Nous lui donnerons donc la préférence. Au second nous réserverons les cas exceptionnel.

A) Traitement palliatif. — Tout d'abord disons qu'il faut respecter certaines varices spontanées, celles par exemple qui, saignant à périodes fixes remplacent les menstrues supprimées, celles qui compensent le cœur. « Chaque fois, dit Chaussier, qu'une dame de mes clientes affectée d'asthme et à laquelle étaient survenues des varices et de l'enflure aux jambes, comprimait celles-ci, elle était prise d'accidents graves qui ne cessaient qu'après la suppression de la compression. » Le même

3

Chaussier raconte qu'une cuisinière reconnaissait son état de grossesse au développement de ses varices et n'avait qu'à les serrer fortement par un bandage pour avorter. Depaul, le grand accoucheur, écrit qu'il a vu le port des bas élastiques déterminer de faibles hémorragies extérieures et même pulmonaires.

Mais ces accidents sont rares.

Comme les varices débutent, nous l'avons expliqué dans les premiers chapitres, par une simple dilatation des veines et que, à ce premier stade elles ne s'accusent que par un peu de gène, on peut, par des moyens hygiéniques, empêcher, du moins assez souvent, le mal de progresser. Eviter toute fatigue exagérée, les sports outrés, les marches prolongées, le vélocipède, la chasse, la danse et surtout la station debout continue. Supprimer tout lien circulaire, le corset qui serre au tronc (le docteur Henry La Bonne a déclaré la guerre à cet instrument de torture de la taille, dans son livre « comment on défend ses poumons »), renoncer de suite à l'usage des jarretières, éviter tout ce qui peut desquamer ou étioler l'épiderme des jambes ; maintenir ces dernières dans un état de minutieuse propreté au moyens d'ablutions chaudes à 40 degrés ; je dis ablutions et non bains parce que ceux-ci mollissent la peau. Les douches froides rendues astringentes par un peu de tannin ou d'écorce de chêne, sont préférables. Les prédisposés feront bien aussi d'adopter le plus souvent possible la position horizontale et de renoncer, si, hélas! le souci du pain journalier le leur permet, aux métiers qui favorisent l'éclosion des varices et des hernies. Si ces règles d'hygiène sont impraticables ou si le développement du mal n'en progresse pas moins, alors nous en arriverons aux moyens orthopédiques, c'est-à-dire la compression déjà conseillée par Hippocrate lui-même.

La compression a du reste l'avantage de ne point entraver le travail journalier, elle est, comme on l'a écrit, compatible avec les exigences de la vie et du salaire quotidien. Pour faire un bandage compressif, en graduant la pression, on peut utiliser des bandes de toile usée, de flanelle ou de coton. La flanelle, plus chaude, plus souple, plus élastique, est à préférer. Les bandelettes de diachylon imbriquées exercent une pression très régulière, sont de plus fort solides, mais comme elles sont inextensibles elles gênent les mouvements du membre, et ont de plus l'inconvénient d'irriter, par leurs résines, une peau dont on peut dire *noli me tangere*. Enfin il n'est pas donné à tout le monde d'acquérir une habileté suffisante pour bien faire un bandage roulé. Il est donc mieux de se servir de bas à varices. Il y en a de deux espèces : des lacés et des élastiques. « Le bas lacé, écrit Verneuil, est le plus usité ; il doit être fait sur mesure en coutil assez fort ou mieux encore en peau de chien, qui se prête sans perdre son élasticité ; il est lacé sur le côté et s'étend depuis la moitié du pied environ jusqu'au dessus du genou. On doit interposer entre sa face profonde et le tégument une couche plus ou moins épaisse de coton cardé (aujourd'hui on peut ajouter stérilisé) dans le double but de combler les vides et les inégalités qui existent toujours entre le membre et le bas, et de rendre ainsi la compression plus douce et plus uniforme. D'ailleurs, comme le coton est facile à changer, on peut éviter de salir trop vite l'appareil compresseur. Le bas doit être lacé très soigneusement et il faut surtout éviter de le serrer plus fortement en haut qu'en bas, et au niveau du mollet particulièrement ; si cette précaution n'est pas observée, il peut survenir de l'œdème à la partie inférieure ou une gêne insupportable pendant la marche. L'application du bas lacé est plus délicate qu'on ne pense. Mal faite elle peut occasionner quelques accidents. »

Les bas élastiques n'ont pas les mêmes désavantages, car comme ils sont formés de moitié fil de chanvre, de moitié fil de caoutchouc, ils possèdent ces deux précieuses qualités : résistance et élasticité. Etablis sur mesure et séparé de la peau par un bas en tissu moelleux, ils pressent uniformément sur le membre entier. Leur seul inconvénient est de coûter assez cher parce qu'ils doivent être faits sur mesure, mais il est juste d'ajouter que l'usure en est plutôt lente et qu'on peut les laver en observant à cet égard les règles que les confectionneurs ne manquent pas de donner. Les bas à trames de soie ne sont pas meilleurs et bons pour les gens riches, comme dit la chanson.

Conseiller au porteur de varices un bas n'est pas tout pour le praticien il faut encore en surveiller le port et l'application. Le matin est le meilleur moment pour le premier essai parce que le membre est bien reposé par la position horizontale gardée toute la nuit et que les veines ne sont pas encore à leur maximum de gonflement.

On essaye d'abord sur la jambe saine, pour atténuer la rigidité du tissu, à nu, avec du talc de Venise, si l'on veut, mais sans interposition d'étoffe glissante.

Ed. Schwartz combine les deux modes de compression et prescrit aux malades intelligents des bas élastiques lacés.

Ces bas présentent d'après lui l'avantage d'exercer une compression graduée chaque jour et de plus, leur tissu doux et souple se moule mieux que le bas lacé ordinaire sur les différentes rentrées et saillies du membre, son application demande plus de temps, beaucoup de soins, mais, est en revanche plus efficace. D'après Nélaton la compression agit de la même façon que les véritables aponévroses sur les veines profondes, car on peut voir dans le *bas à varices* une sorte d'aponévrose artificielle placée sur les veines de la superficie. Grâce à lui les veines reçoivent une quantité de sang en rapport harmonieux avec leur calibre, grâce à lui la circulation collatérale ne saurait s'établir et l'excédent du liquide nourricier passe dans les veines profondes; grâce au bas, enfin, la sérosité qui déjà aurait pu s'épancher dans le tissu cellulaire est résorbée.

La compression ne sera pas permise aux malades à varices menaçant de s'ouvrir et on ne leur conseillera le bas qu'après un traitement local antiphlogistique après les frictions de Kobert par exemple :

2 Lanoline............	15 grammes.
Huile d'amandes douces	5 —
Chlorure de baryum...	1 gram. 50.
Eau distillée (p. diss.).	q. s.
M. pour friction.	

La compression sera également interdite aux jambes ulcérées, dans tous les cas de phlébites profondes ou superficielles et, pour tout résumer, dans tous les cas où elle déterminerait une vive douleur.

Il existe trois espèces de bas dits : 1° simples ; 2° avec genouillères ; 3° avec genouillères et cuissards.

Les premiers ne montent pas plus haut que le genou ; les deuxièmes comprennent le genou ; les troisièmes, véritables caleçons à varices, avec genouillères et cuissards, s'appliquent sur la cuisse et remontent jusqu'au pli de l'aine où on peut les maintenir par une ceinture.

Jadis on essayait la *Réduction* des varices par un procédé analogue à celui mis en usage pour les hernies, mais cette méthode est avec juste raison proscrite aujourd'hui et condamnée pour toujours, j'espère, car elle expose aux embolies. On conçoit aisément qu'il est facile par des pressions brutales, par des massages maladroits de détacher des caillots de la veine enflammée et de les pousser vers le cœur. La *ponction* et le *débridement* sont également à rejeter.

Si la compression a échoué, exigez alors le séjour au lit jusqu'à ce que l'inflammation des veines et des tumeurs variqueuses ait cessé, efforcez-vous même de faire prendre à la jambe un situation telle que le pied soit plus haut que la racine du membre, de façon à aider le cours naturel du sang. Les cataplasmes émollients, en fuyant comme peste la farine de lin rance, et un doux laxatif (Pilules du docteur Melville) viendront en aide à l'indication du repos absolu.

En cas de suppuration, agissez comme pour les phlegmons, donnez par une incision issue aux sanies et pansez avec du salol ou des poudres iodoformées.

S'il y a ruptures, pas de perchlorure de fer qui masquerait de taches noirâtres le siège de la blessure, pas de toiles d'araignées pour inoculer le tétanos, pas d'eaux pharmaceutiques soi-disant hémostatiques, mais comprimez avec un bandage roulé sur le point précis d'où bave ou gicle le sang, on peut user de plaques d'amadou stérilisé.

La rupture d'une varice profonde se soigne comme le *coup de fouet*. Les ulcères variqueux se traitent encore par la position horizontale et les applications d'eau froide, les cataplasmes d'amidon, le pansement suivant :

Iodoforme	5	grammes
Salol	2	—
Acide salicylique	1	—
Sous-nitrate de bismuth	4	—
Camphre	3	—

M. (Dr *Henry La Bonne*).

Lorsqu'ils ont pris un aspect vermeil de bonne nature on peut les laisser se guérir sous le bas élastique. Pour la *phlébite*. Repos absolu et persistant jusqu'à la disparition de tout cordon noueux et de toute souffrance; mettre le membre dans une gouttière. Antisepsie par la poudre ci-dessus s'il y a plaie, ouverture des abcès. Traitement général par des *reconstituants* rapides, par exemple : le *Vin néophosphaté du docteur Melville*.

Dose : deux verres à Madère par jour, un après chaque repas et prendre en **même temps** un cachet.

En désespoir de cause, ligature des veines, résection.

Douglas frictionne les ulcères et les cicatrices variqueux avec la pommade à la pepsine.

Pepsine extractive......	2 grammes
Lanoline...............	10 —

M.

B) Traitement curatif. — De temps immémorial les Indiens ont employé l'*Hamamelis virginica* comme sédatif contre les tumeurs douloureuses et contre les inflammations externes, sous forme de cataplasmes ou de décoction. Les esclaves nègres l'utilisaient pour arrêter les hémorragies causées par les accouchements et les avortements. Les médecins des États-Unis l'ont surtout préconisé dans la cure des *varices* et des hémorroïdes, Dujardin-Beaumetz, a obtenu (voir Egasse) une action très marquée.

Extrait fluide d'hamamelis	50 grammes
Sirop d'écorce d'oranges amères	50 —
Teinture de vanille	20 gouttes

une cuillerée à café toutes les demi-heures pendant la journée.

On a donné aussi :

Poudre de capsicum	10 centigrammes
— de réglisse	—
M.	Q. S.

pour une pilule. La dose est de 5 à 20 par jour en deux fois. Comme les récidives sont fréquentes dans le traitement curatif proprement dit des varices, on pourra toujours avoir recours à ces médications adjuvantes après les opérations dont nous allons maintenant nous occuper.

Les chirurgiens allemands préconisent l'extirpation déjà pratiquée sur Marius et racontée par Plutarque, traduction du vieil Amyot, « avait les cuisses et les jambes pleines de grosses veines eslargies et s'en faschant parce que c'était chose laide à voir, si bailla l'une de ses jambes au chirurgien pour y besougner ».

La *cautérisation* a donné d'assez bons résultats aux chirurgiens de Lyon. Velpeau liait. Mais le procédé vraiment de choix est la *résection* des veines variqueuses entre deux ligatures; voici textuellement ce que dit M. Schwartz : « La cure radicale des varices, nous semble possible lorsqu'il y a des lésions bien limitées sans varices profondes. Lorsque ces dernières existent, ou même quand les réseaux veineux superficiels sont très développés, elle devient pour ainsi dire une chimère; certainement, si une grosse varice est douloureuse, menace de se rompre, si des ulcères compliquent la situation, il sera indiqué d'y remédier en attaquant le *corpus delicti*, mais on ne devra pas séparer la guérison radicale de l'état variqueux lui-même et compter tout au plus sur l'atténuation si ce n'est la guérison de l'état local. Nous avons dit *combien le traitement palliatif rend de services quand il est convenablement appliqué et suivi* (le traitement des comment on défend) c'est là encore une raison qui ne nous décidera qu'à bout de ressources au traitement curatif. »

Le seul traitement absolument curatif serait celui qui serait capable de restituer aux parois et aux tuniques des veines leur structure anatomique normale ; or qui oserait en conscience se vanter de posséder un pareil secret ?

Je me résume donc en insistant sur le traitement palliatif et en recommandant une bonne hygiène : pas d'alcool surtout, car c'est à lui que l'on doit attribuer, dans la plupart des cas, ces varicosités du nez, des paupières, voire de la conjonctive.

Guerre aux jarretières, au corset.

Guerre à la station debout, fatigante et remercions le législateur qui a donné des sièges aux employés de magasin. La chaleur, les bains chauds prolongés ont une influence bien nette sur les varices, le lecteur en tirera l'enseignement qu'il faut les éviter.

Enfin pour être complet voici les derniers renseignements sur la cure des varices et des anévrysmes par les injections de gélatine.

Les injections de gélatine.

Les injections gélatineuses ont été préconisées par Lancereaux dans la cure des varices et des anévrysmes. Voici quelques modes de préparation.

Lancereaux et Poulexo emploient cette formule :

Gélatine..................	ââ 10 gr.
Chlorure de sodium	
Eau........................	1.000

Stérilisez, Injectez d'abord 50 cm. cubes et allez jusqu'à 150. L'injection est faite à la cuisse.

Huchard et Deguy utilisent contre les hémoptysies des tuberculeux la formule suivante :

Gélatine	7 gr.
Nacl	10 gr.
Eau.......................	1.000 gr.

Dissoudre à chaud, filtrez et stérilisez. Injectez 50 cm. cubes sous la peau de l'abdomen.

Dans les anévrysmes, les mêmes auteurs se sont servi de cette formule :

Gélatine..................	2 gr.
Nacl	10 gr.
Eau.......................	1.000 gr.

Les injections sous-cutanées de gélatine ont été accusées de produire divers accidents et même des accidents mortels. Lancereaux a combattu les diverses objections faites à sa méthode. Voici la technique qu'il a choisie pour l'injection.

La solution dont il se sert de préférence dans les anévrysmes est la suivante :

Gélatine blanche........	4 à 5 gr.
Solut. Nacl à 7 pour 1000.	200 cm. cub.

Cette solution est placée dans un ballon qu'on ferme à la lampe et qu'on stérilise à 120°.

Pour injecter la solution, Lancereaux se sert d'un motros de 400 cm. cubes que l'on stérilise facilement. Au motros s'adapte un bouchon de caoutchouc traversé par deux tubes de verre, l'un d'eux plonge jusqu'au fond du motros et se trouve relié par un tube en caoutchouc à une aiguille en platine cuivré de fort calibre, l'autre très court est relié à une poire à soufflerie ou une pompe foulante comme celle de l'appareil de Potain. Sur le trajet de ce dernier tube se trouve une ampoule de verre remplie d'ouate pour filtrer l'air extérieur.

On fait bouillir avant l'opération tout l'appareil motros et appareil de caoutchouc. Le ballon qui contient la gélatine est placé en même temps dans un bain-marie à 37° et lorsque la gélatine est liquifiée on ouvre le ballon et on verse son contenu dans le motros stérilisé que l'on ferme rapidement avec le bouchon de caoutchouc stérilisé ; le motros est alors placé dans un bain-marie à 37°. Ceci fait, on procède à la toilette antiseptique de la région des téguments où l'injection doit être faite : on introduit l'aiguille par le tissu cellulaire jusqu'au voisinage de l'aponévrose et on fait l'injection assez rapidement, dans le quart d'heure environ. Dans ces conditions l'injection n'est pas douloureuse, l'absorption se fait rapidement et il n'y a pas de réaction locale. Cette injection est répétée tous les 6 à 8 jours jusqu'à oblitération complète de la poche.

(*Le Monde Médical*).

TABLE DES MATIÈRES

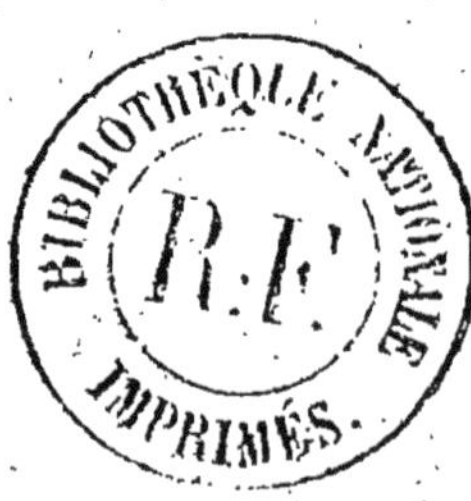

Le Mans. — Association ouvrière (Mauboussin, Jobidon & Cie), 5, rue du Porc-Epic.

www.ingramcontent.com/pod-product-compliance
Ingram Content Group UK Ltd.
Pitfield, Milton Keynes, MK11 3LW, UK
UKHW020403220726
13923UKWH00004B/1710